LES
ANTITHERMIQUES ANALGÉSIQUES

RAPPORT PRÉSENTÉ

AU CONGRÈS FRANÇAIS DE MÉDECINE

(DEUXIÈME SESSION. — BORDEAUX, 1895.)

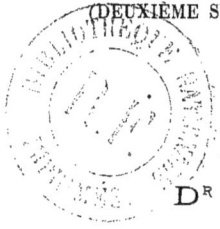

PAR LE

DR SCHMITT,

PROFESSEUR DE THÉRAPEUTIQUE A LA FACULTÉ DE MÉDECINE
DE NANCY.

BORDEAUX

G. GOUNOUILHOU, IMPRIMEUR DE LA FACULTÉ DE MÉDECINE

11 — RUE GUIRAUDE — 11

—

1895

LES
ANTITHERMIQUES ANALGÉSIQUES

RAPPORT PRÉSENTÉ

AU CONGRÈS FRANÇAIS DE MÉDECINE

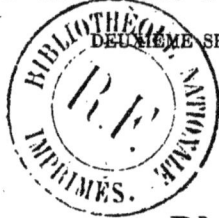

DEUXIÈME SESSION. — BORDEAUX, 1895.

PAR LE

Dᴿ SCHMITT,

PROFESSEUR DE THÉRAPEUTIQUE A LA FACULTÉ DE MÉDECINE
DE NANCY.

BORDEAUX

G. GOUNOUILHOU, IMPRIMEUR DE LA FACULTÉ DE MÉDECINE

II — RUE GUIRAUDE — II

1895

LES

ANTITHERMIQUES ANALGÉSIQUES

La question des *antipyrétiques* ou *antithermiques analgésiques* a été présentée une première fois au Congrès international de thérapeutique de 1889; mais, dans son remarquable rapport, M. Dujardin-Beaumetz dut se borner à exprimer des desiderata, à formuler une sorte de programme d'études. Il y avait là un vaste champ à explorer. Enhardis par les premiers succès, chimistes, physiologistes et cliniciens s'étaient mis à l'œuvre avec une égale ardeur; la liste de ces médicaments s'accroissait chaque jour; un agent était à peine connu qu'un autre lui était substitué; les publications se succédaient avec une rapidité étonnante; et tandis que certains esprits, amoureux de la nouveauté, voyaient dans cette surproduction un élément de richesse et un signe de progrès, d'autres, esprits chagrins, disait-on, peu convaincus par une expérimentation trop hâtive, se prenaient à craindre que toutes ces découvertes incessantes ne vinssent à nous encombrer au lieu de nous enrichir.

Quelques années se sont écoulées, les premiers enthousiasmes sont calmés, la production elle-même s'est ralentie, les opinions les plus diverses se sont fait jour, et vous avez pensé qu'il serait utile de procéder à l'inventaire de ces acquisitions nouvelles, d'y faire un choix raisonné et de voir quel bénéfice en ont tiré la science et la pratique médicales.

Vous n'attendez pas de moi que je retrace dans tous ses détails une histoire dont les grands traits sont bien connus, ni que je passe en revue tous les travaux parus sur la matière; leur nombre est légion; j'aurais à vous citer tous les noms de la médecine contemporaine, et je m'exposerais à bien des omissions dans une interminable nomenclature d'opinions, de théories, de statistiques opposées et irréconciliables. Si l'honneur que vous m'avez fait de me désigner comme rapporteur m'a conduit à revoir la question tout entière, je veux me borner à l'envisager ici d'une manière très générale et en me portant plus spécialement sur le terrain de la clinique. Mon éminent collègue, M. le Dr Laborde, vous exposera la partie expérimentale du sujet, qu'il s'est réservée et qui lui revenait à tous les titres.

I

Et d'abord, que faut-il entendre par *antithermiques analgésiques?* Quels sont les médicaments qui appartiennent à ce groupe?

En 1874, à part l'antique réfrigération par l'eau que Brand, depuis quelques années, cherchait à vulgariser, et pour laquelle F. Glénard rompait ses premières lances, la quinine était pour ainsi dire le seul agent encore usité de la médication antipyrétique. La saignée et les antimoniaux étaient oubliés; on rejetait comme trop dangereux l'aconit et la vératrine; la digitale, qui s'était montrée médicament inconstant et infidèle de la fièvre, se résignait au rôle d'agent cardiaque incomparable. Mais la quinine elle-même avait ses inconvénients. Depuis longtemps, on cherchait, sans grand succès d'ailleurs, parmi les plantes indigènes, un succédané de l'écorce du Pérou; le rapide essor de la chimie de synthèse faisait naître les plus légitimes espérances. D'autre part, sous l'influence des recherches bactériennes écloses sur tous les points de l'horizon scientifique, les idées médicales se transformaient; l'étiologie de la fièvre y trouvait des éléments nouveaux; les remarquables propriétés de la quinine contre la fièvre paludéenne s'expliquaient vaguement par une action antizymasique; l'acide phénique, le grand antiseptique du moment, avait été timidement essayé pour la remplacer dans la fièvre intermittente d'abord (Jessier), puis dans la fièvre typhoïde (Seinner, Pécholier), et dans d'autres maladies infectieuses fébriles.

C'est alors que l'acide salicylique, dont Kolbe venait de mettre en lumière les propriétés antiseptiques, fut introduit par Furbringer et Buss dans la thérapeutique de la fièvre, par Riss et Stricker dans celle du rhumatisme.

Puis, vinrent le thymol, les dioxyphénols, la quinoline, la kairine, l'antipyrine, et successivement toute cette série nombreuse de composés dont la liste n'est pas encore close, dont quelques-uns, depuis longtemps connus, révélaient par hasard leurs propriétés antithermiques, dont la plupart étaient créés de toutes pièces, suivant un plan préconçu et d'après des idées générales; tous dérivaient d'un même noyau primitif, le benzol.

La série aromatique, en même temps qu'elle fournissait à l'antisepsie des agents remarquables, nous offrait des modificateurs puissants de la fièvre et de la douleur. A l'action antipyrétique, la seule qu'on recherchât d'abord, on vit en effet s'associer, pour la plupart de ces médicaments, une action sédative sur le système nerveux, se traduisant en particulier par une atténuation plus ou moins accusée de certaines manifestations douloureuses (Bernheim, Lépine, Laborde, G. Sée, etc.).

Cette association de l'effet analgésique à l'effet antithermique n'était pas chose absolument nouvelle. Il y avait bien longtemps que la quinine était employée avec succès contre des névralgies non paludéennes et, dès 1842, Briquet avait montré qu'avec de fortes doses, on peut, sinon enrayer le rhumatisme articulaire aigu, du moins en atténuer les douleurs tout en le faisant évoluer sans fièvre. L'acide salicylique avait à peine fait son apparition que ses effets antithermiques se trouvaient éclipsés par ses propriétés analgésiantes dans le rhumatisme et le tabes (G. Sée, Bouchard, Vidal). Laborde établissait expérimentalement l'action de la quinine et de l'acide salicylique sur les phénomènes nerveux de sensibilité et le mécanisme de cette action et montrait en même temps l'étroite corrélation de cette action nerveuse avec l'action thermique, que vint confirmer l'étude clinique et expérimentale de l'antipyrine, de l'acétanilide, de la phénacétine et des autres termes de la série.

De là à conclure que, dans toute cette série de médicaments, les effets antithermiques et analgésiques sont intimement liés l'un à l'autre, que le mécanisme de l'antipyrèse et de l'analgésie y sont solidaires et dépendent d'une même action nervine, modératrice du système nerveux, qu'il existe entre les centres de réception et de perception sensitives et ceux qui doivent présider à la production et à la répartition de la chaleur une relation étroite, que les antithermiques vrais dépriment l'activité thermogène exaltée des centres thermiques en même temps, sinon parce qu'ils dépriment l'activité esthésiogène exaltée des centres de sensibilité consciente, il n'y avait qu'un pas; il fut franchi dans cette formule : Les véritables antithermiques sont essentiellement nervins, et c'est parce qu'ils sont nervins qu'ils sont antithermiques (Lépine); ou dans cette autre : Tout modérateur thermique est nécessairement modérateur des actes nerveux sensitifs; tout antithermique vrai est un analgésique (Laborde).

Y a-t-il là plus qu'une théorie séduisante, et s'agit-il d'une véritable loi de physiologie thérapeutique? Je laisse à M. Laborde le soin de l'établir.

Quoi qu'il en soit, c'est sur cette base que s'est constitué le groupe des antithermiques analgésiques : médicaments dont l'action nervine, modératrice, s'exerce d'une façon prédominante à la fois sur la fonction ou les centres thermiques et sur la fonction ou les centres de sensibilité consciente.

Il ne faudrait pas cependant, qu'ébloui par la belle simplicité de la doctrine, on arrivât à une systématisation trop absolue et trop générale, qui, d'ailleurs, dépasserait la pensée de ses auteurs.

Dans l'étude physiologique de ces agents, trois points surtout méritent notre attention : 1° leur action sur le système nerveux, qui, du moins dans sa période utile, est réellement nervine et d'autant plus manifeste que le système nerveux est en état d'éréthisme (Lépine); 2° leur action d'arrêt sur l'activité du protoplasma; outre qu'ils sont antiseptiques à des degrés variables (Lépine, Dujardin-Beaumetz, A. Robin, etc.), ils amoindrissent d'une façon plus ou moins accusée l'énergie et la vivacité des processus de nutrition élémentaire; 3° leur action sur le sang, et surtout sur les globules rouges, dont ils modifient plus ou moins les fonctions par des altérations qui vont de la simple fixation plus énergique de l'oxygène sur l'hémoglobine jusqu'à la transformation de celle-ci en méthémoglobine, jusqu'à la destruction de la charpente globulaire.

Qu'on accorde, d'une façon générale, une influence prépondérante à leur action nerveuse, action directe sur l'élément nerveux, ou indirecte par l'intermédiaire d'une modification appréciable du milieu intérieur ou du sang, j'y souscris volontiers; mais à condition qu'on ne néglige pas les deux autres dans l'interprétation de leurs propriétés.

II

L'heure est encore éloignée où il sera possible de formuler une loi définitive de relation entre la constitution chimique et les propriétés physiologiques et thérapeutiques de nos médicaments; cependant il est intéressant pour ceux qui nous occupent de les classer suivant leurs affinités chimiques.

A ce point de vue, nous pouvons les grouper de la façon suiante :

1° **Groupe des phénols.** — Nous y trouvons d'abord l'*acide phénique* $C^6H^5.OH$, dont l'emploi comme antiseptique dans la fièvre typhoïde a fait découvrir les propriétés antipyrétiques (Pécholier, Desplats) et dont l'action physiologique sur le système nerveux permet d'interpréter les effets analgésiques (Dujardin-Beaumetz).

S'y rattachent les *dihydroxybenzols* dont Brieger a étudié la valeur antiseptique. Parmi les trois isomères, la *résorcine* $C^6H^4\Big\langle{OH\ (1)\atop OH\ (3)}$ a été seule employée comme antipyrétique (Lichtheim); la *pyrocatéchine* et l'*hydroquinone* ont d'ailleurs, à plus faible dose, des propriétés identiques.

Il en est de même du *thymol* $C^6H^3\Big\langle{CH^3\ (1)\atop C^3H^7\ (4)\atop OH\ (3)}$ ou méthylpropylphénol essayé par Bolz; du *gaiacol,* un des phénols de la créosote $C^6H^4\Big\langle{OCH^3\,(1)\atop OH\ \ (2)}$ introduit récemment, sous forme de badigeonnages, dans la thérapeutique de la fièvre (Sciolla, Bard) et dans celle de la douleur (Balzer et Lacour), et du *naphtol* $C^6H^4.C^4H^3(OH)$ qui a pris une place importante parmi les antiseptiques intestinaux (Bouchard) et trouvé son emploi comme antithermique analgésique dans un composé soluble, l'*asaprol,* éther sulfurique du naphtol β sous forme de sel de calcium,

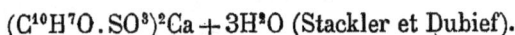

$$(C^{10}H^7O.SO^3)^2Ca + 3H^2O \text{ (Stackler et Dubief).}$$

Ce qui domine dans les agents de ce premier groupe, c'est l'action antiseptique, ainsi que Dujardin-Beaumetz l'avait déjà établi. Ils agissent directement sur les microbes, dont ils entravent les réactions vitales et neutralisent peut-être dans une certaine mesure les toxines produites par les bactéries pathogènes.

Les hydroxyles aromatiques sont, d'autre part, des poisons protoplasmiques; ils altèrent profondément les cellules organiques et restreignent les processus chimiques, dont le protoplasma vivant est le substratum nécessaire. Ce sont également des poisons du sang, dont ils abaissent la vitalité en en paralysant ou détruisant les éléments figurés; enfin, des poisons du système nerveux, des cellules nerveuses (Lemaire), qu'ils dépriment et paralysent, après une période d'excitation qui manque en général chez l'homme.

Leurs effets analgésiques sont faibles, tandis que leur action antithermique, quel qu'en soit le mécanisme, est très réelle et énergique; mais, outre qu'elle est fugace, elle s'accompagne, souvent même à faibles doses, de phénomènes secondaires

graves : sueurs profuses, congestions viscérales, collapsus surtout; elle ne se développe d'une façon manifeste qu'à des doses
toxiques dangereuses, et si, pour obtenir un abaissement thermique plus durable, l'administration même de doses relativement
faibles est fréquemment répétée ou continuée pendant plusieurs
jours, elle entraîne un état de cachexie, d'anémie profonde,
qu'expliquent les énormes déperditions sudorales, la destruction
globulaire (Ramonet) et la déminéralisation de l'organisme en
soufre et en potasse résultant de la transformation partielle des
agents de ce groupe en acides sulfoconjugués, éliminés à l'état de
sels de potassium (A. Robin).

On pourrait objecter l'innocuité du naphtol dans l'antisepsie
intestinale et celle de l'asaprol; mais, pour le premier, son insolubilité met obstacle à sa toxicité; quant au second, il s'agit d'une
combinaison très stable qui ne permet au naphtol de se dégager
qu'à des doses extrêmement faibles, et auquel, d'ailleurs, mon
expérience personnelle ne saurait reconnaître que des propriétés
antithermiques et analgésiques peu développées et fort inconstantes.

2° **Groupe des acides aromatiques.** — Le terme le plus important
de ce groupe est l'*acide salicylique* $C^6H^4\big\langle{}^{OH}_{COOH}$, dont l'introduction
en thérapeutique par Buss (1875) fut une des conquêtes les plus importantes de la médecine contemporaine, moins en raison de ses propriétés
antipyrétiques que de son action analgésiante (Laborde, Blanchier) si
manifeste dans le rhumatisme articulaire aigu.

Les mêmes effets antithermiques et analgésiques se retrouvent, moins
accusés cependant, dans l'*acide benzoïque* C^6H^5. COOH essayé par Sena-
tor, dans l'*acide anisique* $C^6H^4\big\langle{}^{OCH^3\ (1)}_{COOH\ (4)}$ (Curci), dans l'*acide para-*
crésotinique $C^6H^3\big\langle{}^{OH\ \ \ (1)}_{COOH\ (2)}_{CH^3\ \ (4)}$ déjà prescrit par Buss et que plus tard
Demme a conseillé surtout chez les enfants en raison de son innocuité.

A l'acide salicylique se rattachent le *salol* (Sahli) et le *bétol* (Nencki),
salicylates de phényle et de naphtyle dont l'action est très aléatoire, ce
qui s'explique si l'on songe qu'insolubles tous deux, ils ne peuvent être
absorbés qu'après dissociation par le suc pancréatique dont la sécrétion
est fort inconstante chez le fébricitant; ils sont d'ailleurs plutôt utilisés,
le dernier surtout, comme antiseptiques intestinaux.

Les *acides dithiosalicylique* (Lindenborn), *diiodosalicylique*
(Assaki) et *sulfosalicylique* n'ont fait qu'une apparition éphémère.

Dans ce groupe, c'est encore l'action antiseptique qui domine,
et elle prend d'autant plus d'importance que la substitution de
COOH à OH y a considérablement diminué la toxicité. Leurs effets

directs sur le protoplasma des cellules vivantes et sur leur activité fonctionnelle, sans être négligeables, sont moins profonds que ceux du groupe précédent; leur action sur le sang est insignifiante aux doses thérapeutiques, et ce n'est qu'à doses massives et très fortes qu'ils excitent d'abord, puis paralysent les cellules nerveuses de l'axe cérébro-spinal. Mais aussi, en dehors du rhumatisme, leur action analgésique est faible; leur action antipyrétique exige des doses considérables, qui alors peuvent donner lieu, surtout avec l'acide salicylique, le plus énergique du groupe, à des troubles digestifs, des bourdonnements d'oreilles, des sueurs, et, ce qui est plus grave, à un affaiblissement cardiaque et à de l'irritation rénale. Par contre, ils augmentent la diurèse, surtout quand le rein n'est pas altéré; ils solubilisent, en s'y combinant, les extractifs et les déchets nutritifs, incomplètement oxydés, très peu solubles, qui encombrent le sang du fébricitant; ils constituent ainsi de véritables dépurateurs de l'économie.

Cette action solubilisante et dépuratrice, bien plus que leur action antithermique et en dehors d'elle, peut expliquer leur réelle utilité dans certains états fébriles (A. Robin).

3º **Groupe des anilides.** — Une anilide est de l'aniline $C^6H^5.AzH^2$ dans laquelle un atome d'H du groupe AzH^2 est remplacé par un radical acide.

L'*aniline* elle-même ou ses sels ont été essayés par Cahn et Hepp et Herczel qui lui ont reconnu une action antipyrétique. Mais le premier représentant du groupe fut l'*acétanilide* ou antifébrine $C^6H^5.AzH.COCH^3$, chimiquement connu depuis Gerhard et dont l'action antithermique très prononcée fut découverte par hasard par Cahn et Hepp en 1886. Peu de semaines après son apparition en thérapeutique, M. Lépine montrait ses effets nervins que tous les observateurs ont confirmés depuis.

Dans la *méthylacétanilide* ou exalgine $C^6H^5.Az(CH^3)COCH^3$ essayée également par Cahn et Hepp dès 1887, dominent les propriétés antalgiques (Dujardin-Beaumetz et Bardet). D'autres anilides sont construites sur le type des deux précédents : la *formanilide* $C^6H^5.AzH.COH$ et la *méthylformanilide* $C^6H^5.Az(CH^3)COH$ étudiées par Binet; la *benzanilide* $C^6H^5.AzH.COC^6H^5$ dont le pouvoir antipyrétique, établi expérimentalement par Cahn et Hepp, a trouvé quelques applications en thérapeutique infantile entre les mains de E. Kahn.

Je ne fais que citer la *salicylanilide* et la *quinanilide*, qui n'ont pas passé dans la pratique; l'*antinervine* (salicylbromanilide) qui, d'après Reuter, n'est qu'un simple mélange d'acide salicylique, de bromure d'ammonium et d'acétanilide, et l'*asepsine* (paramonobromacétanilide), antipyrétique proposé par Cattani, qui doit à sa solubilité une action rapide et énergique, mais s'accompagnant à un haut degré de tous les inconvénients particuliers à ce groupe.

Parmi les toluides, homologues des anilides, l'*acétorthotoluide*

$C^6H^4(CH^3).AzH.COCH^3$, proposée par Barabini et Cervello, aurait des propriétés antipyrétiques supérieures à celles de l'antifébrine, des effets analgésiques et toxiques moindres que l'exalgine, mais a passé presque inaperçue.

Avec la phénacétine et les dérivés immédiats de l'amidophénol $C^6H^4\!\!\begin{smallmatrix}OH\\AzH^2\end{smallmatrix}$, nous arrivons à une série de composés qui, par leur importance, mériteraient une place à part dans notre troisième groupe.

La *phénacétine*, éther éthylique de l'acétyl p. amidophénol

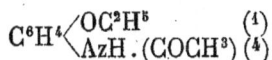

$$C^6H^4\!\!\left\langle\begin{matrix}OC^2H^5 & (1)\\AzH.(COCH^3) & (4)\end{matrix}\right.$$

découverte par Hinsberg et Kast en 1887, fut étudiée par Kobler, qui lui reconnut une action antithermique énergique et une action anodine au moins égale à celle de l'antipyrine et de l'acétanilide usitées jusque-là. Son peu de toxicité permettait de l'employer sans danger, même à d'assez fortes doses ; mais elle est presque insoluble et par là d'action lente, inégale et inconstante.

L'espoir de découvrir un succédané soluble, tout en restant inoffensif et, si possible, supérieur en énergie à la phénacétine, nous a valu une longue suite de recherches qui, si elles n'ont pas abouti à un grand résultat pratique, nous ont fourni sur le groupe des anilides quelques données fort intéressantes.

La *méthacétine* $C^6H^4\!\!\begin{smallmatrix}OCH^3\\AzH.COCH^3\end{smallmatrix}$ (Mahnert) plus soluble que la phénacétine, d'action plus énergique, donne lieu à des phénomènes secondaires fâcheux et dut être abandonnée.

Les homologues supérieurs, *propyl*, *isobutyl* et *amylacétine* sont plus inoffensifs, mais ont une activité moindre.

L'introduction d'un radical gras dans le groupe AzH fournit à Treupel la *métylphénacétine* $C^6H^4\!\!\begin{smallmatrix}OC^2H^5\\Az(CH^3).COCH^3\end{smallmatrix}$ correspondant à l'exalgine et ses homologues. Ici encore l'action antipyrétique passe au second plan et l'action analgésique devient dominante, les deux actions diminuant cependant à mesure qu'on s'élève dans la série.

Après maintes tentatives, Schmidt et Majert crurent arriver au résultat cherché par l'introduction d'un groupe AzH^2 dans le radical acétyl ; ils obtinrent ainsi le *phénocolle* $C^6H^4\!\!\left\langle\begin{matrix}OC^2H^5 & (1)\\AzH.COCH^2(AzH^2) & (4)\end{matrix}\right.$ dont le chlorhydrate, étudié par Kobert et Hertel, a des propriétés antithermiques et analgésiques réelles, mais inconstantes et irrégulières, ce qu'explique, disons-le en passant, la stabilité de la combinaison et sa dissociation difficile en ses deux éléments, phénétidine et glycocolle.

Un corps voisin de la phénacétine, la *phényluréthane* $CO\!\!\begin{smallmatrix}AzH.C^6H^5\\OC^2H^5\end{smallmatrix}$ qui, sous le nom d'*euphorine*, avait été proposé par Sansoni et Giacosa, s'est révélé comme un agent puissant, mais aussi d'action inconstante et capricieuse.

V. Mehring a essayé l'*oxyphényluréthane* $C^6H^4\!\!\begin{smallmatrix}OH\\AzH.COOC^2H^5\end{smallmatrix}$, dont les effets sont trop brusques, et recommandé deux de ses dérivés, l'*acétyl p. oxyphényluréthane* $C^6H^4\diagdown\genfrac{}{}{0pt}{}{O.COCH^5}{AzH.COOC^2H^5}$ ou *neurodine* et l'*acétyl p. éthoxyphényluréthane*, $C^6H^4\diagdown\genfrac{}{}{0pt}{}{OC^2H^5}{AzH.(COCH^3)COOC^2H^5}$ ou *thermodine;* le premier, d'action plus rapide, est plutôt analgésique, le second, plus lent, est plus sûr comme antithermique; mais ni l'un ni l'autre ne l'emportent sur la phénacétine.

Il en est de même du *carbamate d'éthyl p. acétylamidophénol,* récemment proposé par Treupel.

A citer encore le *salophène,* éther salicylique de l'acétyl p. amidophénol (Guttmann), antithermique médiocre d'ailleurs, la *malacine,* dérivé salicylé de la phénacétine (Jacquet), la *sédatine,* p. valérylamidophénétol (Fischer), le *salocolle,* salicylate de phénocolle et surtout la *lactophénine* $C^6H^4\diagdown\genfrac{}{}{0pt}{}{OC^2H^5}{AzH.COCH(OH)CH^3}$ (V. Jaksh), tous moins énergiques peut-être que la phénacétine, mais la dernière surtout, d'action plus durable et plus inoffensive.

Les médicaments de ce troisième groupe pourraient tous être rangés sous le nom d'amidophénols. En effet, tous ces dérivés de l'aniline se transforment, comme l'aniline elle-même, ou se décomposent dans l'organisme en paramidophénol (comme l'indique la réaction de l'indophénol dans l'urine) ou en composés très simples du paramidophénol, qui s'éliminent à l'état de dérivés sulfoconjugués. Résultat d'une simple dissociation moléculaire de la phénacétine et de ses analogues, la production de l'amidophénol exige pour l'aniline et les anilides qui s'y rattachent directement une oxydation préalable et sans doute une première agression des globules sanguins. En tout cas, les anilides directs sont plus toxiques pour le sang que les dérivés immédiats de l'amidophénol.

Or, le paramidophénol est lui-même un toxique du sang; il atteint l'hémoglobine, qu'il transforme en méthémoglobine, et finit par détruire le globule lui-même. Il possède des propriétés antiseptiques assez énergiques, moindres cependant que le phénol et l'acide salicylique, et exerce sur le système nerveux une action assez analogue à celle des phénols, mais plus lente et moins intense; d'après mes recherches, il excite d'abord, puis paralyse le système nerveux central, en particulier l'axe médullaire, puis le bulbe, en laissant à peu près intacts les nerfs périphériques.

Administré à l'homme, il détermine une chute thermique rapide, mais fugace, s'accompagnant de sueurs abondantes, de frissons à la réascension, de cyanose, et souvent d'hémoglobinurie. On constate également une atténuation très marquée de certaines manifestations douloureuses. C'est là, en traits plus accusés, le tableau de l'action physiologique et thérapeutique des agents de notre troisième groupe.

Si, maintenant, on introduit un radical acide (surtout acétique) dans AzH^2 ou à la fois dans AzH^2 et OH de l'amidophénol, l'action générale est conservée, mais elle se développe plus lentement, et la toxicité s'en trouve diminuée. La toxicité diminue plus encore par l'introduction d'un radical alcoolique (surtout éthyl) en même temps que les propriétés analgésiques augmentent (surtout avec méthyl), à moins cependant, ce qui arrive quand CH^3, C^2H^5, etc., sont fixés dans AzH^2, qu'il ne se forme une combinaison trop stable, auquel cas le produit obtenu est inactif.

On a poussé davantage encore cette analyse; mais, malgré les remarquables recherches de V. Mehring, Treupel, Heinz, etc., la question n'est pas assez avancée pour qu'on puisse aller plus loin, sans crainte d'être démenti par les faits.

En somme, l'action des médicaments de ce groupe est subordonnée à la formation du paramidophénol. Plus la dissociation de la molécule est facile, rapide, plus l'action est énergique, plus aussi est violente l'agression du sang et du système nerveux. Plus, au contraire, la production d'amidophénol est lente, plus est lente l'action; mais aussi moins elle est toxique, moins les phénomènes secondaires sont à craindre.

L'action totale du composé devient ainsi la résultante de celle de l'amidophénol, ajoutée à celle du radical gras ou des autres composants de la molécule (renforcement de l'action anodyne par CH^3, C^2H^5, uréthane) (Treupel). Si le composé est insoluble, inabsorbable, ou si, même absorbée, la molécule est trop stable pour se dissocier, si la réaction indophénolique n'apparaît pas dans l'urine, aucun effet physiologique ne peut être obtenu.

Je dois m'arrêter à ces quelques indications sommaires, sans entrer dans les détails et sans discuter les cas particuliers.

4º **Groupe de la phénylhydrazine**. — De par sa constitution, la *phénylhydrazine* $C^6H^5.HAz-AzH^2$, qui, chimiquement, est proche parente de l'aniline, est un réducteur énergique, plus énergique que l'aniline elle-même. C'est même la pensée qu'on pourrait profiter de cette puissance réductrice pour diminuer les oxydations exagérées qui conduisit Kobert à essayer la phénylhydrazine comme antipyrétique. Elle abaisse, en effet, la température, mais elle est inutilisable en raison de son action violente sur les protoplasmas et les globules sanguins (Hoppe-Seyler). On s'est adressé alors à des dérivés plus complexes.

Un produit de condensation de la phénylhydrazine avec l'acide lévulinique fut proposé sous le nom d'*antithermine* (Nicot), mais en raison sans doute de son insolubilité, ses effets thérapeutiques sont très lents à se produire sans que pour cela l'action toxique fasse défaut.

Cette même toxicité, un peu atténuée par rapport à la phénylhydrazine, mais suffisante pour en condamner l'emploi, se retrouve dans l'*acétylphénylhydrazine* ou *pyrodine* (Dreschfeld) $C^6H^5.HAz–AzH.COCH^3$, dont j'ai un des premiers signalé les dangers.

Kobert fut moins heureux encore avec l'*orthine*, acide orthohydrazineparaoxybenzoïque, que les observations d'Unverricht font ranger parmi les·plus dangereux de nos antithermiques.

Un produit plus récent, l'*agathine*, salicyl-a-méthylphénylhydrazone $C^6H^4OHCH.Az^2(CH^3)C^6H^5$, expérimenté par Rosenbaum, doit aussi être abandonné en raison des phénomènes secondaires graves qu'il provoque (Ilberg, Badt). On en peut dire autant de l'*acétylphénylcarbizine* et de l'*acétylphénylsulfocarbizine* (Freund et Goldsmith).

D'ailleurs les recherches de Heinz, Kobert et celles que j'ai faites moi-même avec divers produits obtenus par mon savant ami Haller, montrent que tous ces dérivés de la phénylhydrazine ont de ce fait une tare originelle qui les rend éminemment toxiques, plus toxiques encore que l'aniline et les anilides. On arrive bien à diminuer cette toxicité par l'introduction de radicaux acides et en proportion du nombre d'H substitués, mais jusqu'ici il en reste toujours au moins un qui suffit pour que cette toxicité persiste à un degré dangereux.

Comme l'aniline, la phénylhydrazine se transforme dans l'économie et s'élimine en grande partie sous forme de dérivés de l'amidophénol. Or, pour cette transformation, comme l'aniline et plus qu'elle, la phénylhydrazine agit comme réducteur, à la façon des nitrites, c'est-à-dire comme poison globulaire. Avant donc d'exercer en tant qu'amidophénol une action sur la température et à un moment où le système nerveux est à peine touché, elle a porté son action agressive sur le sang, et cette agression est d'autant plus violente et plus dangereuse que le sang est plus vulnérable (chez le fébricitant, par exemple). Les hydrazines sont plus toxiques que les anilides, et celles-ci plus que les amidophénols.

5° **Groupe de la quinoline.** — Nous passons à des corps d'une constitution chimique plus complexe.

La *quinoline,* figurée par la condensation d'un noyau benzénique et d'un noyau pyridique $C^6H^4\big\langle{}^{CH=CH}_{Az\ =CH}$, est considérée actuellement comme étant elle-même le noyau de la plupart des alcaloïdes naturels, en particulier de la quinine, dont elle fut extraite dès 1845 par distillation avec la potasse (Gerhard).

Il y avait donc lieu de rechercher si les propriétés de la quinine ne dépendent pas de ce noyau primitif. Donath lui reconnut, en effet, des propriétés antiseptiques, même en solution aqueuse assez étendue, une action antifébrile et des effets paralysants sur le système nerveux. Mais la quinoline et ses sels ont dû être abandonnés en raison de l'irritation qu'ils produisent sur le tube digestif et des accidents nerveux graves qu'ils entraînent. Ajoutons que dans l'économie, elle s'oxyde pour devenir acide pyridincarbonique et qu'elle exerce sur les globules rouges une action destructive très manifeste.

Les recherches instituées dans le but d'obtenir synthétiquement la quinine en partant de la quinoline amenèrent Fischer aux divers termes : *oxyquinoline, tétrahydroxyquinoline, tétrahydroxyméthyl-quinoline*. Le chlorhydrate de cette dernière base reçut le nom de *kairine M* (méthylique) $C^6H^3OH \Big\langle {\overset{CH^2\ =CH^2}{\underset{AzCH^3=CH^2}{|}}}$, il eut aussi une *kairine A* (éthylique). On expérimenta encore deux composés voisins, les *kairolines éthylique* et *méthylique* (sulfates acides de tétrahydrure d'éthyl et de méthylquinoline). La fugacité de leurs effets antithermiques, les phénomènes secondaires fâcheux (sueurs profuses, frissons, collapsus) et les altérations du sang qu'ils déterminent les ont fait rapidement abandonner.

Il en a été de même d'un autre dérivé de la quinoline que Skraup avait obtenu et dont les propriétés antipyrétiques ont été reconnues par V. Jaksch. C'est un isomère de la kairine méthylique qui en diffère en ce que CH^3 est substitué à H de l'OH phénylique au lieu d'être fixé à Az du groupe pyridique. Sa formule $C^6H^3O(CH^3) \Big\langle {\overset{CH^2=CH^2}{\underset{AzH=CH^2}{|}}}$ représente le *tétrahydroparaquinanisol* dont le tartrate reçut le nom de *thalline*.

Je ne fais que citer l'*acétorthoamidoquinoline* et deux autres composés récemment proposés sous le nom d'*analgène* (Vis et Lœbell) : l'*o.éthoxyanamonoacétylamidoquinoline* et l'*o.éthoxyanamonobenzoïlamidoquinoline*, qui ne méritent pas davantage d'être conservés (Spiegelberg).

En somme, malgré la théorie, malgré les espérances qu'avait fait naître la quinoline, toutes les tentatives ayant ce noyau comme point de départ ont jusqu'ici été infructueuses.

Il convient cependant de rappeler ici les recherches de Grimaux et Arnaud sur la *cupréine*, alcaloïde-phénol retiré du quina cupra et dont l'éther méthylique est identique avec la quinine. Les éthers supérieurs de la cupréine, étudiés par Laborde et Bourru, ont répondu aux vues théoriques de Grimaux, en ce sens que l'action relativement faible de la cupréine augmente à mesure qu'on s'élève dans la série. L'abaissement thermique, les effets analgésiants, la toxicité sur le système nerveux deviennent de plus en plus accusés avec ses homologues supérieurs.

6° **Groupe du pyrrol.** — Le plus important et presque le seul représentant de ce groupe parmi nos antithermiques est l'*antipyrine*, considérée d'abord par Knorr comme un dérivé d'une base hypothétique, la quinizine, et rattachée actuellement au pyrazol, dérivé lui-même du pyrrol *(phényldiméthylpyrazolone)*, $C^6H^5Az \begin{smallmatrix} CO - CH \\ Az(CH^3) - C(CH^3) \end{smallmatrix}$. Successeur immédiat de la kairine, l'antipyrine est parmi nos antipyrétiques synthétiques le premier et l'un des seuls qui aient pris une place définitive en thérapeutique.

Obtenue par méthylisation du produit de réaction de l'éther acétacétique sur la phénylhydrazine, l'antipyrine, dans son action sur l'économie, ne se comporte pas comme les dérivés de celle-ci; la transformation est complète, la molécule de phénylhydrazine est détruite, et de la soudure du noyau benzénique et du noyau pyrazolique résulte une individualité chimique nouvelle. L'antipyrine s'élimine en majeure partie en nature par les urines, et ses produits de décomposition, s'il en est, ne rappellent en rien ceux de la phénylhydrazine.

Douée d'une action antifermentescible et microbicide réelle, presque inoffensive pour le sang (si elle diminue la capacité d'absorption du globule pour l'oxygène, elle ne donne jamais de méthémoglobine), elle a, de l'avis de tous les observateurs, des propriétés antithermiques et analgésiques qui ne le cèdent en rien à celles des médicaments similaires.

Quelques composés, de date plus récente, se rattachent à l'antipyrine. La *salipyrine* ou salicylate d'antipyrine (Spica et Guttmann) aurait, dans certaines maladies infectieuses, une efficacité spéciale, mais qui n'est pas absolument démontrée. La *tolypyrine*, préparée par Riedel et expérimentée par Guttmann, est un homologue de l'antipyrine; c'est de l'antipyrine dans laquelle un H du groupe C^6H^5 est remplacé par CH^3. Le *tolysal* est l'analogue de la salipyrine (Hennig); comme elle, il réunirait l'action de l'acide salicylique et celle de l'antipyrine ou de la tolypyrine.

Les quelques détails dans lesquels nous venons d'entrer vont nous servir à apprécier la valeur comparée de ces médicaments comme antithermiques, puis comme analgésiques.

III

Ce qu'en clinique on peut demander d'un bon antipyrétique, c'est d'avoir sur la température du fébricitant une action sûre, prolongée, et exempte de toute manifestation accessoire fâcheuse, générale ou locale. Les médicaments que nous venons de passer en revue remplissent-ils ces conditions?

Chez l'homme sain, leur action thermique est variable; tantôt elle est nulle, même à doses relativement fortes; tantôt, surtout à faibles doses, il y a plutôt une légère élévation de température ou bien un léger abaissement. Cependant, en forçant les doses, on peut toujours arriver à abaisser la température de 1 ou 2 degrés, et même davantage; mais on est alors en pleine période d'intoxication. Toutefois, tout en restant dans les limites des doses thérapeutiques, tous ces corps influencent la fonction thermorégulatrice dans le sens indiqué par Liebermeister, Kerner, etc., pour la quinine : les oscillations normales diminuent, le tracé prend le type de la ligne droite; les efforts, le travail musculaire, n'ont plus sur la température leur influence habituelle (Sackur).

Chez le fébricitant, à part quelques cas exceptionnels, l'action antithermique est très nette. Suivant une règle générale, la température fébrile est plus facilement influencée que la température normale; mais cette action varie dans d'assez fortes limites, suivant des conditions diverses : suivant les sujets, suivant le caractère de la fièvre, suivant le médicament et la dose à laquelle il est administré, enfin suivant la nature de la maladie fébrile.

Tous les cliniciens ont observé et signalé des différences individuelles. Sans nier qu'il existe des cas inexplicables autrement que par un mot, l'idiosyncrasie, je crois que dans l'immense majorité des cas on en peut donner une interprétation plus plausible. L'état des voies digestives qui permet ou entrave l'absorption médicamenteuse est certainement la cause la plus habituelle et de beaucoup la plus fréquente de ces faits dans lesquels un médicament agit aujourd'hui qui n'agissait pas hier, agit sur un sujet tandis qu'il ne produit rien sur un autre dans des conditions à peu près identiques de température et de maladie. J'ai cité le cas du salol et du bétol qui ont besoin du suc pancréatique pour être dissociés et devenir actifs; l'insolubilité presque absolue de certains médicaments proposés explique le peu de résultats obtenus par eux. Puis, vient la question des transformations que beaucoup doivent subir, tels les anilides qui doivent agir comme amidophénol; si le principal agent de cette transformation est l'acide chlorhydrique, on comprend que leur action sera d'autant plus énergique au point de vue de leurs effets médicamenteux comme aussi au point de vue de leur influence nocive, que l'acide chlorhydrique leur sera fourni en plus grande abondance (Treupel).

D'une façon générale, les fièvres à type continu sont plus réfractaires aux antithermiques que les fièvres à oscillations, et c'est dans le moment où la température a une tendance naturelle à s'abaisser que se produit le maximum d'effet. La fièvre des tuberculeux, celle de l'infection typhoïde dans son stade de déclin, sont plus influencées que la fièvre de la pneumonie, de l'érysipèle, de la fièvre typhoïde à sa période d'état. Au moment d'une défervescence naturelle, les antithermiques produisent plus facilement l'hypothermie et des accidents de collapsus.

Les doses nécessaires pour produire un abaissement donné de la température varient suivant chaque médicament : d'une façon très générale, on peut admettre que 1 gramme d'antipyrine est l'équivalent de 2 grammes de salicylate de soude, de 0,25 d'acétanilide, de 0,50 de phénacétine, de 0,10 de thalline, de 0,60 de thermodine, de 1,50 de quinine (Heusner).

La dose du médicament a une certaine importance, sans cependant qu'il y ait proportionnalité absolue entre la dose et l'action médicamenteuse. On peut admettre en général qu'en partant de la dose la plus faible, nécessaire pour produire un abaissement thermique appréciable, l'action augmente jusqu'à une certaine dose et un effet donné qui n'est guère dépassé. Dans la fièvre typhoïde, 3 ou 4 grammes d'antipyrine ne font pas plus que 2 grammes (Jaccoud). On peut, en forçant encore la dose, aller plus loin, même à de l'hypothermie, mais des accidents toxiques sont à craindre.

La forme du tracé thermométrique consécutif à l'administration du médicament est également très variable et mérite d'autant plus d'être considérée que l'intensité de certains phénomènes secondaires dépend en partie de la façon dont se comporte la marche de la température (Snyers).

L'abaissement peut commencer peu de temps après l'ingestion du médicament ou différer plus ou moins longtemps ; il s'agit là pour une forte part d'une question de solubilité et d'absorption. Il se montre au bout d'un quart d'heure avec le phénol, d'une demi-heure avec l'antipyrine, d'une heure avec la phényluréthane, l'acétanilide, l'acide salicylique ; il tarde un peu plus avec la phénacétine, la thermodine, jusqu'à 2 heures avec la quinine.

La chute (depuis le début de l'abaissement jusqu'au moment où le minimum est atteint) est rapide avec le phénol, la kairine, plus lente avec l'acide salicylique, la thalline, l'acétanilide, plus lente encore avec la phénacétine, l'antipyrine, etc.

La dépression thermique dure plus ou moins longtemps : avec la kairine, le phénol, à peine le minimum est-il atteint que la température remonte ; avec la thalline, l'abaissement est de courte durée ; il persiste 3 ou 4 heures avec l'acétanilide, l'antipyrine, la phénacétine, l'euphorine, la thermodine, quelquefois jusqu'à 12 heures et davantage avec la quinine ; puis, la température remonte, soit brusquement (phénol, thalline), soit lentement (antipyrine, phénacétine, quinine, acide salicylique, etc.). Pour certains de ces agents, l'action thermique totale s'est étendue à 2 ou 3 heures à peine, pour la plupart à 5 ou 6 heures, pour la quinine et l'acide salicylique jusqu'à 15 et 18 heures.

En sorte que, suivant le médicament, le tracé thermométrique

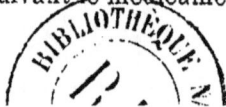

prend la forme soit d'un V, à sommet pointu ou tronqué, plus ou moins ouvert, soit d'une courbe à concavité plus ou moins accusée, soit d'un arc de cercle à rayon très étendu. D'où cette conclusion pratique, que si l'on veut obtenir un effet rapide, c'est au phénol, à la thalline, à l'antipyrine qu'il faudrait s'adresser; si on tient au contraire à la persistance de l'effet thermique, ce seraient l'antipyrine, l'acide salicylique, et la quinine surtout qui tiendraient le premier rang.

Ajoutons qu'à l'abaissement thermique se joint parfois une diminution de fréquence du pouls et un ralentissement de la respiration, non par suite d'une action directe du médicament sur le cœur et le poumon, mais comme effet corrélatif de l'abaissement thermique. Cependant, dans bien des pyrexies infectieuses, le pouls conserve sa fréquence et son dicrotisme, la respiration reste accélérée et superficielle, bien que la température soit abaissée de 2 ou même de 3 degrés. Fraenkel l'a noté avec l'antipyrine, Glénard avec l'acide phénique, Hayem avec l'acide salicylique, Unverricht avec la quinine, etc.

Si l'on passe à l'influence de la nature de la maladie, qui donne lieu à l'élévation de température, on trouve également des différences.

La quinine, même à doses relativement faibles, a sur les manifestations fébriles de l'impaludisme, qu'il s'agisse d'accès intermittents, de formes continues ou rémittentes, une influence telle qu'on peut à juste titre lui attribuer une action spécifique, et qu'aucun de nos antipyrétiques ne lui est comparable. Sans doute, avec l'antipyrine, la phénacétine, le phénol, etc., on peut, par de fortes doses, obtenir une apyrexie plus ou moins complète, même quand un accès est commencé, ce qu'on n'obtient pas avec la quinine (Bernheim); et, dans les formes continues, cette apyrexie s'obtient plus vite et plus facilement qu'avec celle-ci; mais la quinine fait plus qu'abattre la température, elle s'oppose au retour de l'accès, elle enraie les autres manifestations du paludisme, elle guérit la maladie, ce que ne fait aucun médicament similaire. Par contre, cet antipyrétique héroïque de la malaria n'a plus dans d'autres pyrexies qu'une action faible et inconstante. Il faut des doses trois ou quatre fois plus considérables pour atteindre la normale dans la fièvre typhoïde, des doses énormes dans le rhumatisme et l'infection purulente, et son action est moindre encore dans les fièvres éruptives et la fièvre rémittente. Tout au plus dans l'érysipèle (Arnozan) et la grippe retrouve-t-il quelque énergie. Je ne parle bien entendu que de son action antithermique.

Pareille différence se retrouve pour l'acide salicylique. Ni dans la fièvre typhoïde (Hallopeau), ni dans la tuberculose pneumonique (Jaccoud), ni dans la scarlatine (Chahkowsky), ses effets antithermiques ne sont bien remarquables, encore qu'ils y soient supérieurs à ceux de la quinine. Plus faible encore dans d'autres maladies fébriles, son action dans le rhumatisme articulaire devient presque égale à celle de la quinine dans la fièvre intermittente; l'antipyrine et la phénacétine à fortes doses peuvent seules lui être comparées, et plutôt comme analgésiques que comme antithermiques. Dans le rhumatisme fébrile, généralisé, le salicylate de soude l'emporte sur tous les autres.

Pareille spécificité, ou, pour ne rien préjuger, pareille électivité, pareille prédominance d'action dans une maladie donnée, nous ne la retrouvons plus avec nos autres antithermiques. Sans doute il y a bien des divergences parmi les auteurs, chacun préconise volontiers le médicament qu'il a proposé ou qu'il a le plus étudié, mais il n'existe pas d'étude comparative suffisamment complète pour permettre d'affirmer la prééminence de l'un ou de l'autre de ces agents dans telle ou telle affection. Leur action banale dépend plus du type de la fièvre que de sa nature.

C'est donc moins d'après l'importance de leur effet antithermique que d'après les phénomènes accessoires qui accompagnent ou suivent leur administration qu'il faut juger de leur valeur relative.

Parmi ces phénomènes, il y a lieu de distinguer les accidents graves qui relèvent du toxique plutôt que du médicament et intéressent les grandes fonctions organiques et les accidents plus bénins, véritables manifestations d'intolérance, qui ne présentent que des inconvénients d'ordre secondaire. *Primum non nocere.*

A ce titre, seront rejetés les phénols et les dioxybenzols, non seulement parce que leur action antithermique est brusque et fugace, mais parce qu'il faut, pour obtenir un effet durable, des doses énormes par accumulation, et que ce résultat n'est obtenu qu'au risque d'une atteinte profonde du système nerveux et de l'économie tout entière se traduisant par des frissons extrêmement intenses, du tremblement, parfois des convulsions, ou même des phénomènes paralytiques bulbaires, des congestions pulmonaires, de la cyanose, du collapsus, parfois la mort subite, ou par des phénomènes cachectiques : débilité, anémie, leucocytose, ou encore des dégénérescences graisseuses, de l'albuminurie. On ne saurait davantage s'adresser aux dérivés de la phénylhydrazine, qui n'agissent également sur la température qu'à des doses où leur toxicité se développe en une série de phénomènes graves liés à une altération globulaire et à une anémie profonde, transitoire en général avec des doses faibles et rares, mais parfois assez durables pour mettre la vie du malade en péril.

Tous les antithermiques que nous étudions ici ont d'ailleurs, ainsi que je l'ai dit plus haut, sur le sang une action incontestable, depuis la quinine jusqu'aux composés les plus récemment proposés. Insignifiante avec l'acide salicylique et les acides aromatiques en général, très limitée avec la quinine, l'antipyrine et les dérivés complexes de l'amidophénol, qui rendent seulement plus stable la fixation de l'O sur l'hémoglobine, elle va, avec les anilides, les dérivés quinoliques et surtout les hydrazines, jusqu'à la production de méthémoglobine intra-globulaire, altération encore réparable, la méthémoglobine repassant alors facilement à l'état d'hémoglobine et d'oxyhémoglobine (Hayem), mais qui, pour un temps du moins, suspend la fonction globulaire. A doses un peu fortes ou trop prolongées, ces derniers composés entraînent la destruction globulaire et de la méthémoglobinurie (Schmitt).

Cette action sur le sang doit d'autant plus intervenir dans notre appréciation sur la valeur d'un antithermique que le sang du fébricitant est plus vulnérable et possède une capacité d'absorption pour l'O moindre qu'à l'état normal. On objectera que nous utilisons en thérapeutique des substances bien autrement toxiques, mais il est évident qu'à action égale, nous devrons toujours préférer les médicaments les plus inoffensifs.

En dehors de ces accidents toxiques graves, il est une autre série de phénomènes secondaires qui ont également leur importance et qui s'observent même avec les antithermiques les moins dangereux. Ils portent sur divers appareils :

La quinine, plus facilement chez le sujet apyrétique que chez le fébricitant, et le salicylate de soude produisent des bourdonnements d'oreille, des vertiges, une sorte d'ivresse qui, avec la quinine, peut s'accompagner de délire. L'antipyrine détermine aussi chez quelques sujets un état particulier d'excitation cérébrale (ivresse antipyrinique de Lépine); l'acétanilide et la phénacétine, plutôt un peu de somnolence ou de la céphalalgie.

Parfois, ce sont des troubles digestifs : nausées, vomissements, diarrhée, douleurs épigastriques; la quinine, l'acide salicylique et l'antipyrine y donnent lieu plus souvent que leurs congénères.

Les exanthèmes sont très fréquents et peuvent s'observer avec tous ces médicaments; ce sont le plus souvent des éruptions érythémateuses, roséoliformes ou scarlatiniformes; plus rarement, des éruptions papuleuses, vésiculeuses, eczémateuses, ortiées ou même pemphigoïdes. Ordinairement apyrétiques, ces exanthèmes donnent lieu parfois à une recrudescence de la fièvre existante. On a vu des œdèmes sous-cutanés et muqueux, même l'œdème grave de la glotte; du catarrhe nasal, nasopharyngien ou bronchique; des hémorragies diverses : hémoptysies, hématémèses, hématuries, ménorragies, etc.; tous phénomènes que l'on attribue à la dilatation vasculaire périphérique, primitive ou secondaire, qui fait partie de l'action physiologique de tous ces médicaments et serait même, pour quelques auteurs, la cause principale ou même exclusive de leur action antithermique (Murri, Geigel). Il est difficile de se prononcer sur le plus ou moins de fréquence de ces éruptions; il me semble cependant qu'on les observe plus souvent avec l'antipyrine.

Un autre accident très commun est la cyanose, qui paraît due aux modifications de l'hémoglobine et plus ou moins accusée suivant le degré de ces modifications. Aussi est-elle de règle après l'administration des hydrazines et des dérivés de la quinoline; fréquente avec l'acétanilide, elle est plus rare avec la phénacétine et l'antipyrine, et tout à fait exceptionnelle avec la quinine.

Du côté de la circulation, on signale des intermittences cardiaques, des palpitations, de l'affaiblissement du cœur, des accès d'origine précordiale; mais on ne les a guère constatés qu'avec de fortes doses; à petites doses, l'acétanilide aurait, d'après Lépine, une action tonicardiaque, contestée par Fischer; il en est de même de la quinine.

Parmi les symptômes les plus communs, il faut citer les frissons et les sueurs; celles-ci se produisent au moment de la défervescence et sont, en général, d'autant plus abondantes que la chute thermique est plus rapide; on peut les éviter ou les atténuer par l'atropine ou l'agaricine (Huchard); quant aux frissons, c'est au moment de la réascension thermique qu'ils se montrent de préférence, et ils sont également plus intenses quand la réascension est brusque.

Tous ces phénomènes secondaires sont passagers, et même ceux qui sont le plus accusés et paraissent le plus effrayants pour le malade et son entourage, la cyanose, par exemple, ne présentent aucun inconvénient si l'on suspend le médicament et si les doses n'ont pas été trop considérables.

Mais autrement sérieux sont les accidents de collapsus qu'on a observés avec tous nos antithermiques, même les plus inoffensifs habituellement, et qui peuvent se produire brusquement alors que le médicament était bien toléré jusque-là et administré à doses relativement faibles, 1 ou 2 grammes d'antipyrine (Jaccoud, Netter, Strauss), 50 centigrammes d'acétanilide, 10 centigrammes de pyrodine (observations personnelles), une dose forte de quinine, d'acide salicylique, etc.

Ces phénomènes d'intolérance s'observent de préférence chez

les fébricitants, les femmes, les sujets dont les reins sont en
mauvais état, ou bien encore après l'emploi de doses fortes et
massives; mais ils peuvent se produire, le collapsus en particulier, en dehors de toutes ces conditions. Assez rares cependant
et le plus habituellement assez bénins pour ne pas faire rejeter
l'emploi de ces médicaments, ils conduisent en pratique à cette
règle : d'éviter chez le fébricitant les fortes doses, de s'assurer de
l'état de la perméabilité rénale; et comme il faut tenir compte de
certaines susceptibilités individuelles, de tâter toujours le terrain
avant d'arriver aux hautes doses, même pour les médicaments
les moins dangereux : la quinine, l'acide salicylique, l'antipyrine,
la phénacétine et leurs similaires.

IV

En tenant compte de leur action sur la température et des
phénomènes secondaires auxquels leur administration peut donner lieu, nous avons pu, par l'élimination de certains groupes,
restreindre le nombre des agents proposés, et établir ainsi un
choix basé sur leur valeur relative.

Mais alors se pose une question plus importante : celle de la
valeur absolue, de l'utilité de nos antithermiques dans les maladies fébriles, question très complexe et encore très discutée,
qui est intimement liée à celle de la nature de la fièvre, de son
rôle dans la pyrexie, du mécanisme de la thermogenèse et de l'antipyrèse, et qui touche ainsi à l'un des sujets les plus vastes et
les plus compliqués de la pathologie et de la thérapeutique générales. Je ne puis même indiquer tous les termes du problème,
et je n'oublie pas que je dois rester sur le terrain de la clinique.

Nos antithermiques sont-ils utiles et ne peuvent-ils pas nuire?
S'adressent-ils à la cause de la fièvre ou de la maladie dont la
fièvre est une des manifestations? Leurs effets antithermiques
entraînent-ils la disparition d'autres manifestations morbides?
Diminuent-ils la durée de la pyrexie, sa gravité, ses complications? ou, au contraire, vont-ils à l'encontre d'un effort curateur
et ajoutent-ils aux troubles déjà existants?

Une réponse univoque à ces diverses questions est impossible.
Si on l'a faite, c'est qu'on n a pas établi la distinction nécessaire
entre les fièvres et la fièvre, entre celle-ci et l'élévation de température, qui en est le symptôme le plus apparent, entre les faits
expérimentaux et les faits cliniques.

Entre la fièvre de l'infection typhoïde, celle de l'inanition, celle qui résulte de l'injection de pus septique dans les veines, et celle qui succède à un traumatisme de la colonne vertébrale, au surmenage cérébral ou musculaire, à la piqûre de Sachs-Aronsohn, il n'y a qu'un point de ressemblance : c'est l'élévation de température; tout le reste diffère. Ne voir que ce seul symptôme, sans tenir compte de ses causes, de son mécanisme, de sa filiation et des autres phénomènes qui l'accompagnent, c'est retomber dans l'empirisme d'autrefois et méconnaître les aspirations les plus légitimes de la thérapeutique contemporaine.

Il est des fièvres pour lesquelles un traitement causal s'impose : le chirurgien, sans s'efforcer, par des moyens médicamenteux, d'abaisser la température, ira chercher le foyer purulent d'où part l'intoxication pour le vider et le détruire. C'est par une antisepsie énergique et rigoureuse que l'accoucheur combat les manifestations fébriles de la puerpéralité; la fièvre des insolés et des inanitiés réclame un traitement dont l'hygiène et la diététique font tous les frais.

Or, cette indication causale, nos antithermiques peuvent-ils parfois la remplir? Prenons les cas les plus habituels. Dans les pyrexies d'origine infectieuse, peuvent-ils agir sur le microbe, cause première de l'infection et de l'intoxication? Si l'on excepte l'action spécifique universellement admise (contestée cependant par mon maître, M. Bernheim) de la quinine sur la fièvre intermittente, action directement démontrée sur l'hématozoaire de Laveran, et si l'on réserve la question de la spécificité, bien plus discutable, malgré l'ingénieuse hypothèse de Binz, de l'acide salicylique dans le rhumatisme articulaire aigu, nos antithermiques ne sont que des antiseptiques banals. Leur action cependant, si faible qu'elle soit, n'est pas négligeable *a priori*. S'ils arrivent au contact du foyer microbien primitif, ils peuvent, sans tuer l'agent infectieux, entraver sa vitalité, ralentir son activité sécrétoire, et diminuer ainsi l'intoxication de l'organisme par les poisons bactériens. Les différences dans l'action curative de nos médicaments pourraient s'expliquer ainsi par une différence dans leur action antiseptique; la quinine n'agit-elle pas sur le bacille d'Eberth, et son efficacité dans la grippe et l'érysipèle ne tiendrait-elle pas à ce que le même streptocoque est l'agent infectieux des deux affections en apparence si dissemblables? Mais le plus habituellement cette action antiseptique est insuffisante; l'intoxication est déjà avancée quand la fièvre qui la révèle appelle notre intervention.

Aucun fait concluant ne permet d'affirmer que nos antithermiques puissent agir chimiquement sur les matières pyrétogènes d'origine bactérienne; peuvent-ils neutraliser, pour les rendre inoffensifs, les déchets d'une désassimilation défectueuse ou favoriser la destruction et l'élimination de ces matériaux nuisibles? D'après l'expérimentation, il semble, au contraire, que la plupart de nos agents entravent plutôt la dépuration urinaire, et favorisent la rétention des produits toxiques fabriqués par le bacille ou l'organisme, ainsi que le montre l'abaissement du coefficient urotoxique pendant leur administration (Roque et Weill). Seuls les acides organiques, benzoïque, anisique, salicylique, sont de véritables éliminateurs. Remarquons que c'est à l'acide benzoïque, le moins actif sur la température, qu'appartient le maximum d'action dans ce travail de dépuration organique, tandis que l'acide salicylique y réussit beaucoup moins, et qu'aux doses nécessaires pour produire l'abaissement de la température, tous ces acides irritent les reins, si souvent altérés déjà et en état d'insuffisance fonctionnelle dans les infections ou les auto-intoxications graves. Cette dépuration d'ailleurs serait mieux assurée par d'autres moyens.

Vient la fièvre nerveuse. Il est certain que la régulation thermique est fonction du système nerveux, et que c'est à un trouble de cette régulation qu'il faut le plus souvent attribuer la production de la fièvre. Je n'ai pas à rechercher ici si cette fonction thermo-régulatrice est dévolue au système nerveux tout entier (Mosso), appartient à un centre ou bien est répartie sur plusieurs; quel est leur siège; s'il s'agit de centres thermolytiques, thermogénétiques ou thermotaxiques, d'une action excitante ou paralysante. Il est probable que les matières pyrétogènes produisent la fièvre par l'intermédiaire du système nerveux; mais en admettant même comme démontré que nos agents portent d'une façon élective sur les centres de régulation de la température, il est évident qu'ils agiraient non sur la cause, mais sur le mécanisme de la fièvre (Bernheim).

On a produit expérimentalement la fièvre par une atteinte portée directement sur les centres thermiques supposés (Tschechichin, Sachs et Aronsohn, Frédéricq, Girard, etc.). L'écrasement de la moelle entraîne une élévation de température; on explique de même, sans tenir compte de l'intervention possible d'un agent infectieux ou d'un trouble nutritif, l'hyperthermie de l'état de mal épileptique et la fièvre hystérique. Or, dans ce cas, où elle devrait être surtout manifeste, l'influence de nos antithermiques est loin d'être démontrée; et si l'on admet, avec M. Bouchard, que certains accès fébriles, survenant à la suite d'une excitation nerveuse psychique ou sensorielle, s'observent surtout chez des sujets à système nerveux nativement ou accidentellement débilité, il serait au moins singulier de vouloir les combattre par des agents qui sont eux-mêmes des dépresseurs nerveux.

De fait, à part certains cas exceptionnels qui se rattachent à leur action spécifique, antiseptique et non à leur action antithermique, nos médicaments ne s'attaquent pas à la cause de la fièvre; ils abaissent la température d'une façon passagère tant qu'ils sont dans l'organisme en quantité suffisante; la chute thermométrique ne survit pas à l'élimination du médicament; ils n'enraient pas la maladie, mais donnés à doses suffisantes et suffisamment répétées, ils peuvent la faire évoluer à une température à peu près normale.

Or, cette évolution athermique présente-t-elle des avantages? Pour ceux qui admettraient encore avec Liebermeister et son école, que le danger des fièvres réside surtout dans la fièvre, l'indication d'abaisser la température est capitale et nos antithermiques qui l'abaissent plus facilement et plus sûrement peut-être que d'autres moyens sont d'une utilité incontestable. Au contraire, ceux qui, avec Naunyn, Unverricht, etc., considèrent la fièvre comme une réaction favorable contre la cause morbide, qui, revenant à l'ancienne idée du *febris vis medicatrix naturæ*, y voient toujours un effort curateur, l'antipyrèse en général est une faute et nos antithermiques doivent être rejetés. Il y a là une exagération de part et d'autre. L'élévation de température ne constitue certainement pas tout le mal; on ne saurait y rapporter tous les symptômes morbides, toutes les lésions organiques, surtout dans les maladies fébriles les plus communes, les pyrexies infectieuses ou toxiques.

Les grands troubles nerveux, l'ataxie, l'adynamie, les dégénérescences parenchymateuses dépendent de l'infection et non de l'hyperthermie; s'ils coïncident souvent avec des températures excessives, on peut les rencontrer avec des températures moyennes ou faibles; l'hyperthermie peut indiquer la gravité de la maladie, elle ne la produit pas (Bouchard); elle est le baromètre qui annonce l'orage; briser l'instrument n'est pas conjurer la tempête (Glaeser).

La consomption fébrile, sans présenter les dangers qu'on lui a attribués et sans être aussi générale qu'on l'a dit, n'est pas niable; l'expérimentation et la clinique sont d'accord sur ce point. La quantité de matière organique détruite augmente, le plus souvent cependant dans des limites assez restreintes; mais ce qui est plus important : malgré une consommation plus active d'oxygène (Regnard), l'oxydation de la matière détruite est moins complète que dans la vie normale; les extractifs égalent et peuvent même dépasser le chiffre de l'urée, le coefficient d'oxydation a diminué (A. Robin), le coefficient urotoxique augmente (Bouchard). Or nos antithermiques abaissent les oxydations, diminuent la faculté du globule d'absorber l'oxygène qui doit parfaire une désassimilation incomplète; ils retiennent dans l'organisme (exception faite pour les acides aromatiques) ces produits imparfaitement oxydés et, par conséquent, aggravent l'intoxication.

L'élévation de la température s'accompagne encore d'une accélération de la respiration et des battements du cœur. La dyspnée thermique, comme l'avait dit Lorain, est plutôt modératrice de la température centrale, et d'ailleurs, nos antithermiques n'ont sur la respiration aucune action manifeste. Quant à l'accélération du cœur, elle n'est pas dangereuse; le cœur bat plus vite, mais le travail qu'il effectue est moindre, les résistances périphériques sont diminuées, l'épuisement n'est pas à craindre, à moins cependant que le cœur lui-même ne soit touché par l'infection et que des lésions ou des troubles pulmonaires (ce qui est fréquent) ne viennent s'ajouter aux altérations cardiaques. Or nos médicaments, aux doses fortes et souvent répétées, nécessaires pour obtenir un abaissement de quelque durée, ont une action déprimante sur le cœur; et, l'infection elle-même déversant dans l'économie des toxines cardio-paralysantes, ils ajoutent leur action funeste à celle des poisons bactériens ou organiques.

Admet-on, avec M. H. Roger, que l'hyperthermie agit directement et par elle-même sur le foie et lui enlève la propriété de détruire, de neutraliser, d'éliminer certaines toxines, il faut avouer que nos antithermiques sont des adjuvants de l'hyperthermie, car ils abaissent l'activité fonctionnelle du foie, ainsi qu'en témoigne la diminution de la consommation et de la formation du glycogène hépatique (Lépine).

Si la fièvre peut, sous certaines conditions et dans certaines limites, présenter des avantages; si elle favorise, en augmentant les combustions, la destruction des toxines et des matières extractives de l'économie, si elle développe l'action phagocytaire, elle peut aussi, même sans atteindre les chiffres excessifs de 42 à 43° qui sont exceptionnels en pathologie humaine, avoir de réels inconvénients. Quand elle dépasse la mesure comme intensité ou comme durée, elle favorise les fermentations au sein des tissus (Frédéricq), elle développe l'action toxique des alcaloïdes (exp. de Saint-Hilaire avec la cocaïne), peut-être des ptomaïnes; et ce qui est pour nous plus important, elle détermine, vers 40, 41°, un état appréciable de rigidité musculaire et agit directement sur les centres nerveux; la céphalalgie, le délire, les convulsions, les courbatures, d'autres malaises subjectifs peuvent dépendre de l'élévation thermique excessive, en dehors de l'infection ou de l'intoxication. L'hyperthermie, surtout quand elle se prolonge, doit donc être combattue; mais par quels moyens?

Je n'ai pas ici à prendre la défense de la méthode réfrigérante (bains froids, bains tièdes graduellement refroidis, lotions froides, etc.); mais il serait facile de montrer que tout en augmentant, comme nos antithermiques, la déperdition de calorique, elle favorise les oxydations, stimule le système nerveux, relève le tonus vasculaire, combat l'adynamie, active la nutrition cellulaire et excite les fonctions sécrétoires et dépuratives de l'économie. A tous ces points de vue, elle est supérieure à l'antipyrèse médicamenteuse.

Ces vues un peu doctrinales me semblent pleinement confirmées par la clinique.

La quinine reste le médicament par excellence, le médicament nécessaire du paludisme, puisqu'elle tue l'élément parasitaire dans le sang du malarique; non seulement elle combat la fièvre, comme peut le faire l'antipyrine ou la phénacétine (Bernheim), mais elle fait disparaître tous les autres symptômes de l'intoxication : tuméfaction de la rate et du foie, hydropisies, congestions, névralgies, etc., ce que ne fait aucun autre de nos antithermiques.

Contre le rhumatisme articulaire, sans que sa spécificité soit aussi évidente que celle de la quinine dans la malaria, le salicylate de soude est le médicament de choix; d'autres agents peuvent comme lui abattre la température et calmer les douleurs, ils ne font pas rétrocéder le processus inflammatoire.

Hors ces cas, nos antithermiques ne font avorter aucune maladie fébrile; ils n'en abrègent pas la durée.

Sans doute quelques auteurs ont prétendu que l'antipyrine, par exemple, hâte la défervescence de la pneumonie (Clément) que les fièvres typhoïdes abortives deviennent plus nombreuses; mais on sait combien la question est délicate. Le plus souvent il s'agit d'impressions personnelles; pour ma part, je n'ai jamais rien vu de semblable. J'ai vu, comme tout médecin, sans traitement, des pneumonies graves, hyperthermiques, s'arrêter le quatrième, le cinquième jour; j'en ai vu traitées par les antithermiques durer neuf jours et plus et être fatales. Si je compare, dit M. Bernheim, le nombre des fièvres typhoïdes traitées par le sulfate de quinine, l'antipyrine, etc., devenues abortives, au nombre de celles qui le sont devenues sans médication, je ne constate aucune différence, pas plus que je n'en constate dans la durée des deux séries. L'observation clinique montre qu'un bon nombre de maladies infectieuses ont une marche cyclique indépendante de la température et du traitement, et si quelques cas ont parfois une durée moins longue, il n'y a aucune relation à établir entre cette évolution écourtée et le chiffre thermique.

Nos antipyrétiques diminuent-ils la gravité de la maladie, le danger des complications? Les faits répondent encore par la négative. Il est des pyrexies graves qui évoluent et tuent sans que le thermomètre ait jamais accusé un degré élevé; il en est d'autres qui, même avec une température excessive, se terminent par la guérison dans le délai normal.

Quelques cliniciens ont vu, sous l'influence des antithermiques l'état général s'améliorer, le délire disparaître. les complications faire défaut, la convalescence marcher plus vite (Clément, Desplats) : je ne le nie pas; je ne l'ai jamais observé dans une fièvre *grave;* mais j'ai, comme tant d'autres, vu persister l'adynamie, la stupeur, les accidents cardiaques, etc.; j'ai vu se produire même une aggravation des symptômes observés jusque-là. Il m'est arrivé de faire évoluer des fièvres typhoïdes, en maintenant, par une administration méthodique de l'antipyrine ou de la phénacétine, la température aux environs de 38°; je n'y ai rien gagné, il n'en est résulté pour le malade aucun effet salutaire. On a dit que chez des tuberculeux dont on abat la fièvre par l'antipyrine ou un de ses similaires, on observe un état particulier de bien-être, le retour de l'appétit et du sommeil, voire même un arrêt de l'évolution tuberculeuse. Mais on observe aussi du collapsus qui peut être grave, des sueurs profuses qui accablent le malade, et d'ailleurs si l'appétit reparaît, si le sommeil revient, si la tuberculose s'arrête, ce n'est pas aux antithermiques seuls, mais à toutes les médications concomitantes que revient le mérite de cette amélioration. En abaissant systématiquement la température, le médecin se prive, sans grand profit pour le malade, d'un élément important d'appréciation; c'est d'après le tracé thermique qu'il juge dans bien des pyrexies de la marche régulière ou anormale de la maladie, et l'abaissement tout artificiel qu'il obtient par les antithermiques n'est le plus souvent qu'un masque d'apyrexie, sans aucune valeur (Renaut), un trompe-l'œil (Jaccoud).

J'ajoute cependant que dans certaines affections fébriles peu graves, dans des grippes légères, dans l'angine herpétique, etc., où la température se trouve brusquement portée à un taux très élevé, nos antithermiques qui sont également analgésiques, ne l'oublions pas, peuvent, en abaissant la température qui les tient directement sous sa dépendance, faire cesser la céphalée, le délire, les courbatures, la sensation pénible de chaleur mordicante et, par les sueurs qu'ils provoquent, le sentiment d'ardeur et de sécheresse de la peau qui fatigue les malades; procurer, en un mot, cette euphorie dont on a tant parlé. Ce sont là, à

mon sens, les seules indications de l'antipyrèse médicamenteuse : élévation brusque de température, réaction nerveuse
excessive, caractère passager de la fièvre, bénignité de l'infection.

Hors de là, s'ils n'ont pas toujours tous les inconvénients que
paraît indiquer la théorie, ils sont au moins inutiles et les quelques bénéfices passagers qu'on en peut tirer ne me semblent pas
compenser les dangers qu'ils font courir aux malades.

V

Médicaments très contestables de la fièvre, les agents dont
nous nous occupons ont conquis rapidement une grande place
dans la thérapeutique de la douleur et ne sont guère discutés
comme analgésiques.

Leurs effets antalgiques, que la clinique avait tout d'abord
découverts, ont trouvé leur confirmation et leur interprétation
dans l'expérimentation physiologique. Il s'agit, comme nous l'avons
vu, d'une action centrale, s'exerçant primitivement et d'une façon
prédominante sur les lieux de réception et de perception sensitive,
mais s'étendant à tout l'axe cérébro-spinal. Ainsi s'expliquent les
résultats avantageux obtenus dans quelques cas d'épilepsie (Dujardin-Beaumetz), de chorée (Legroux), de coqueluche (Dubousquet-
Laborderie), d'asthme (G. Sée), de polyurie d'origine bulbaire
(Huchard), de goitre exophtalmique (Du Cazal), etc.

Cette action analgésiante n'est qu'une des expressions de
leur action nervine, mais c'est la plus apparente, la mieux con-
nue, la plus souvent utilisée. Elle se retrouve dans tous les médicaments du groupe, et j'ai développé plus haut cette idée, qu'elle
s'exalte par l'introduction dans le noyau primitif d'un radical
alcoolique, surtout méthylique.

Insignifiante ou peu marquée chez un sujet sain (Lépine, Herczel), elle est surtout prononcée chez l'homme en proie à la douleur.
Ici encore l'action sédative est d'autant plus évidente que le système nerveux est en état d'éréthisme (Lépine).

L'analgésie peut s'accompagner de la plupart des phénomènes
accessoires signalés à propos de l'action antithermique ; les accidents sont cependant moins à craindre chez le sujet apyrétique ;
le collapsus est exceptionnel, les éruptions, la sueur, la cyanose,
sont plus rares et le globule sanguin étant moins vulnérable, on
pourra employer comme analgésiques des agents qu'il faut exclure
dans la fièvre : tels l'acétanilide, la pyrodine même. Il y a cepen-

dant une contradiction : c'est l'anémie, dont toutes les variétés ont comme caractère commun la diminution de l'hémoglobine et de la valeur globulaire, La fréquence de l'anémie chez les femmes et les jeunes filles explique pourquoi la cyanose s'observe plus souvent chez celles-ci que chez les hommes vigoureux.

Les nouveaux analgésiques ont été essayés dans la plupart des affections douloureuses; le rhumatisme fébrile et apyrétique, les céphalées, la migraine, les névralgies, les douleurs des névrites et celles du tabes, les douleurs des cardiaques et des tuberculeux, les viscéralgies les plus diverses, etc.

Prônés sans restriction par les uns, ils ont échoué souvent entre les mains d'autres expérimentateurs, et de fait, il ne faut pas s'attendre à les trouver souverains dans tous les cas. Remarquables par leurs effets chez un sujet, ils ne calmeront pas chez un autre une douleur d'intensité égale et de cause identique; tel combattra avantageusement par la phénacétine une migraine qui aura résisté à l'antipyrine ou à l'exalgine et *vice versa*.

En tout cas, à part l'action spécifique causale de la quinine sur les névralgies d'origine paludéenne et celle du salicylate de soude sur le rhumatisme fébrile généralisé, ils n'agissent que sur un symptôme, ils ne mettent pas à l'abri des retours de la douleur tant que la cause elle-même n'aura pas été écartée.

Comme rapidité, comme constance, comme énergie d'action, aucun ne vaut l'ancienne injection sous-cutanée de morphine. Les injections d'antipyrine, vantées il y a quelques années (G. Sée), sont à peu près abandonnées, en raison de l'intensité des douleurs que déterminent les solutions fortes; et les injections plus récemment conseillées d'acide phénique ne paraissent pas avoir plus d'avenir. Contre les tortures si terribles parfois de la colique hépatique, certaines douleurs fulgurantes ou térébrantes du tabes, l'injection de morphine est encore, à l'heure actuelle, notre suprême ressource; quand elle échoue, nos analgésiques ne sauraient en avoir raison, et l'anesthésie générale arriverait seule à les calmer. Mais étant donnés les inconvénients et les dangers de la morphine, il sera bon de recourir, chaque fois que ce sera possible, à des médicaments qui, sans être inoffensifs, n'entraînent pas l'accoutumance ni les effets fâcheux de l'habitude.

Quant à dire quel est parmi nos analgésiques le meilleur, et quelles sont les indications spéciales à chacun d'eux, il est d'autant plus difficile de le faire qu'un bon nombre de ces agents n'ont pas été suffisamment expérimentés; que pour ceux même qui ont été le plus étudiés, l'accord est loin d'être établi, et qu'enfin, comme pour leur valeur antithermique, les études comparatives concluantes font défaut.

Il faut tenir compte, en effet, des dispositions individuelles chez le malade, des inconvénients inhérents à chaque médicament, et aussi de l'intensité, du caractère et, sans doute, du siège même de la douleur. A ce propos, je rappelle une observation récente de Guibbaud et Langlois : une malade souffrant, à la fois d'une névralgie du trijumeau et d'une sciatique, prend 1 gramme d'antipyrine; cette dose suffit pour faire disparaître la douleur du nerf crânien, mais il faut 3 grammes pour atténuer celle du nerf sciatique. Les cellules des centres supérieurs sont-elles plus facilement impressionnées par l'antipyrine que les cellules de la moelle? quelques-uns de nos analgésiques ont-ils une action élective sur certains points de l'axe cérébro-spinal, comme on l'a admis pour l'exalgine sur les portions bulbaires (pour l'aconitine sur les noyaux d'origine du trijumeau), ou s'agit-il seulement d'une différence d'activité analgésique? l'acétanilide, la métylacétanilide, la pyrodine, plus énergiques que l'antipyrine ou la phénacétine, agissent-ils à plus faible dose sur les centres cérébro-bulbaires inférieurs et médullaires que les premiers n'influencent qu'à doses fortes? Je ne puis que poser la question.

Quoi qu'il en soit et d'une façon toute générale, je place en première ligne l'antipyrine, tant en raison de la rapidité de son action que de son innocuité relative. Ses effets analgésiques sont surtout remarquables contre les douleurs articulaires du rhumatisme fébrile ou apyrétique et de la goutte où il remplace souvent avantageusement le salicylate de soude, contre la migraine, les névralgies congestives, la céphalée de surmenage, les viscéralgies.

Après lui, je range la phénacétine, moins constante et moins rapide dans ses effets, souvent d'activité un peu plus faible, mais ordinairement mieux tolérée et habituellement aussi mieux supportée par l'estomac. Ses indications paraissent être celles de l'antipyrine; elle serait surtout un bon médicament dans les névralgies fugaces et variables des hystériques et des neurataxiques (Dujardin-Beaumetz), mais on sait combien chez ces malades l'illusion est facile.

Puis viennent l'exalgine et l'acétanilide, non qu'ils soient moins puissants que les deux précédents, ils sont au contraire plus actifs; mais à cause de leur action nocive sur le sang qui peut n'être pas négligeable quand il faut répéter souvent leur administration, par exemple dans les névralgies invétérées, les douleurs du tabes et des névrites contre lesquelles d'ailleurs elles peuvent réussir quand échouent la phénacétine et l'antipyrine même à très hautes doses. Au besoin même j'essaierais la pyrodine, mais toujours d'une façon très passagère et à faible dose, si l'action des autres nervins était épuisée.

Une observation encore : MM. Bouchard et Lépine ont mis hors de doute les avantages de l'association de plusieurs antiseptiques; on a essayé l'association de plusieurs antithermiques (quinine et antipyrine, phénacétine et acétanilide ou la combinaison des antithermiques et des méthodes réfrigérantes) (Liebermeister, Ziemssen, etc.); on peut aussi avec avantage associer les analgésiques et obtenir ainsi des effets supérieurs à ceux que peut donner le médicament à action plus faible, tout en évitant les inconvénients inhérents à l'emploi d'une dose forte de la substance la plus active. L'association de l'exalgine et de la phénacétine m'a souvent donné d'excellents résultats.

Je résumerai cette étude très longue tout en n'effleurant que certains points et en laissant dans l'ombre bien des questions importantes, dans les quelques propositions suivantes :

1º. Les nombreux médicaments qui composent le groupe assez mal délimité des antithermiques analgésiques, se caractérisent par leur action protoplasmique, leur action sanguine et surtout leur action nerveuse.

2º La prédominance ou l'exagération de l'une ou de l'autre de ces actions est en rapport avec leur constitution chimique, et détermine les différences de leurs effets thérapeutiques et des accidents qu'ils peuvent produire.

3º Ils ne s'adressent dans l'immense majorité des cas qu'à un symptôme : élévation de température ou douleur.

4º Comme antithermiques ou plutôt antihyperthermiques, ils peuvent avoir dans certains cas une action favorable; le plus souvent ils sont inutiles ou dangereux.

5º Comme analgésiques, ils occupent une place importante et incontestée dans la médication de la douleur.

La discussion qui va s'ouvrir montrera ce que mon opinion peut avoir d'erroné ou de trop exclusif.

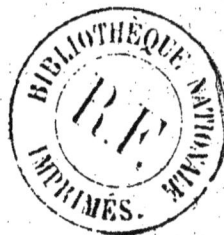

Bordeaux. — Imp. G. GOUNOUILHOU, rue Guiraude 11.

398

www.ingramcontent.com/pod-product-compliance
Lightning Source LLC
Chambersburg PA
CBHW060507210326
41520CB00015B/4133